AF457421

LE TRAITÉ DE LA GOUTTE PRATIQUÉE,

DÉDIÉ

A SON ALTESSE ROYALE Monseigneur LE DUC D'ORLEANS, Régent du Royaume de France & de Navarre.

M. DCC. XVI.

AVEC PERMISSION.

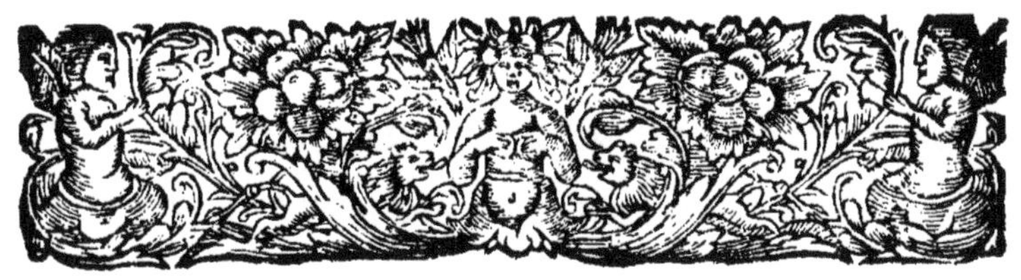

A SON ALTESSE ROYALE MONSEIGNEUR LE DUC D'ORLEANS, RE'GENT DU ROYAUME DE FRANCE ET DE NAVARRE.

ONSEIGNEUR,

L'empressement du Public à me demander la guérison du mal, contre lequel on n'a pû trouver jusqu'à present de Reméde efficace, qu'en se servant d'un Baume dont j'ay découvert la proprieté, me force agréablement à lui accorder le secours qu'il desire de moy, & à faire imprimer ce petit Traité de la Goutte pratiquée; Mais, MONSEIGNEUR, *comme le bon succès des nou-*

velles productions de l'esprit dépend ordinairement de l'aprobation de quelques Personnes d'une éminente qualité, pour les rendre considérables, d'une profonde connoissance pour leur donner du crédit, d'un grand respect & d'une grande autorité pour les mettre à couvert des traits du Critique & de l'Envieux : J'ose presenter mon petit Ouvrage A VÔTRE ALTEESSE ROYALE. *Le nouvel éclat que sa magnificence & sa libéralité vient de donner aux beaux Arts & aux Sciences, en se déclarant hautement leur Protectrice, me fait espérer que ce Traité n'étant pas moins utile qu'il est curieux, j'aurai la consolation de recüeillir sous les auspices de* VÔTRE ALTESSE ROYALE, *les fruits des biens & des années que j'ai consommez dans la recherche d'un Secret aussi caché. Les Attestations presque sans nombre, signées des Personnes qui ont expérimenté la vertu de ce Baume, & de quantité de Docteurs qui ont été la plûpart Médecins de feu* SA MAJESTÉ, *me promettant une favorable audience, & que digne Neveu du plus Grand de tous nos Monarques*, VÔTRE ALTESSE ROYALE *qui est sans cesse atttentive au soulagement de ses Sujets, donnera le poids & la solidité à un Ouvrage qui leur sera avantageux, & m'accordera la permission d'aller à l'Hôpital Général des Invalides, au secours d'une multitude infinie d'Infirmes, que la violence du mal & le chagrin de ne pouvoir trouver de reméde, ont presque conduits au desespoir; je m'estimerai heureux*, MONSEIGNEUR, *si vous jugez mes services agréables, & si je peux vous persuader que je suis avec un respect tres-profond*,

MONSEIGNEUR,

DE VÔTRE ALTESSE ROYALE,

Le tres humble & tres-obéïssant Serviteur, DU MORTAY.

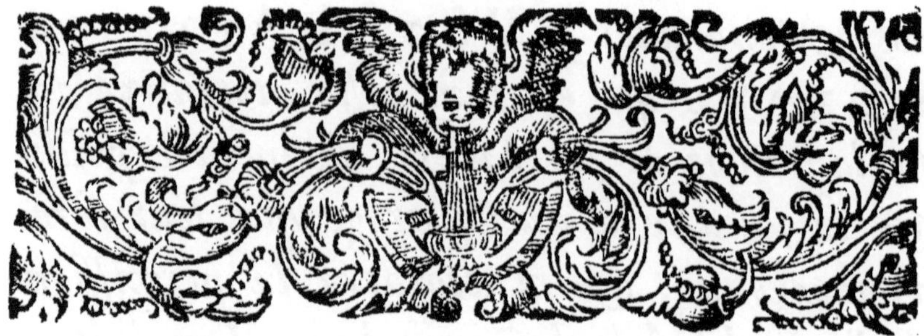

LE TRAITÉ DE LA GOUTTE PRATIQUÉE, ET AUTRES MALADIES DESESPERÉES.

De toutes les Maladies qui affligent le Corps humain, aucunes selon mon sens, n'a plus besoin de reméde que la Goutte, eû égard à sa longueur, & aux douleurs que ressentent ceux qui sont assez malheureux pour en être tourmentez: C'est cependant celle-là même à laquelle la plus savante Ecole de Médecine n'a pû remédier jusqu'à present, soit parce qu'elle n'a pas découvert la nature du mal, soit parce qu'elle ait negligé de faire la recherche de Simples qui ont la proprieté de la guérir

Cette matiére m'a parû si importante, que je m'en suis fait une étude singuliére ; L'utilité du Public que j'ai uniquement en vûë, m'a excité à me servir de mes connoissances, & j'ai sacrifié mes biens & les plus beaux de mes ans, espérant qu'avec mes soins je trouverois dans le mélange des Simples un Composé qui auroit la vertu de rendre la Santé à un nombre infini d'Infirmes, qui languissent sans espérance de guérison ; Les bonnes intentions que j'avois ont atiré la Bénédiction du Seigneur, & j'ai eû le bonheur de réüssir dans mes entreprises. Ce present Traité qui est une Relation des Voyages, que l'envie de faire part au Public de mon Secret m'a suscité, fera connoître avec quel succès j'ai fait l'aplication de ce Baume si merveilleux, dont les changemens des Climats ne sçauroient corrompre la qualité, qui est autant efficace pour les Vieillards que pour les Personnes d'un âge moins avancé ; Ce Reméde est si doux, qu'il fait transpirer insensiblement les humeurs, c'est-à-dire, qu'il guérit radicalement, sans violenter la nature, ne faisant ni vessies ni playe à la partie offensée.

EN l'an 1696. je commencé donc à faire paroître au Public les fruits de mes veilles & de mes études ; ce fut en ce temps-là que Paris vit, pour la prémiere fois, un Secret qui jusques alors avoit été caché aux Docteurs les plus éclairez de la Médecine ; une multitude presque inombrable de Paralitiques, que la violence & la longueur des douleurs avoient conduits au desespoir, reçûrent en deux ou trois jours une guérison que les grandes Dissertations de l'Ecole n'avoient pû leur accorder, tant il est vrai, que la spéculation & les beaux discours sont inutils pour apaiser les douleurs, si l'on ne vient à la pratique, *morby non eloquentia sed remidiis curantur.* Il y avoit donc six ans que je travaillois dans cette fameuse Ville à rendre la Santé à ces pauvres languissans, parmi lesquels se trouvérent plusieurs Personnes de distinction, lorsque je fus apellé à Versailles pour rendre le même service aux Officiers du Roy qui étoient tourmentez par les Gouttes, les Rhumatismes, & autres Maladies de ce genre ; je réüssis si bien, que Monsieur Boudin prémier Médecin de feu Monseigneur le Dauphin, me donna un Certificat par lequel il assuroit être témoin de la Santé que j'avois renduë aux Officiers de Sa Majesté, entr'autres au Sieur Desmieu.

Ce fut en ce temps-là que après avoir guéri les Pauvres de l'Hôpital de Versailles, dont la Sœur Baugé pour lors Supérieure, donna un fidél témoignage ; Monsieur Chamillart qui m'envoya par ordre de feu Sa Majesté, à l'Hôtel Royal des Invalides pour le même sujet, m'honora de plusieurs gratifications, & m'accorda la Permission de distribuer cette Liqueur, non ſeulement dans Paris, mais dans tout le Royaume, ce qui ne contribua pas peu au bien de ſes Sujets, & à m'acquérir une grande réputation.

Monſieur le Clerc des Emeraux, Premier Préſident de la Ville d'Angers, étoit pour lors à Paris; Ce Magiſtrat fut pris d'une Goutte ſi violente, qu'il ne pouvoit vâquer à ſes affaires; il eut recours à moi, je le rétablis ſi bien en trois jours, qu'il agît comme auparavant: Il m'engagea d'aller avec lui à Angers pour rendre le même ſervice à pluſieurs de ſes Amis; j'y demeurai dix mois, & pendant ce temps-là je m'occupé à guérir pluſieurs Perſonnes, entr'autres trois Eccléſiaſtiques par ordre de Monſeigneur l'Evêque dudit Lieu, qui légaliſa les Atteſtations deſdits Eccléſiaſtiques; & quantité de pauvres gens qui languiſſoient depuis long-temps dans l'Hôpital, au grand étonnement des Médecins & des principaux de la Ville, & Monſieur d'Autichamp Lieutenant de Roy du Château, m'honora d'un Certificat ſcellé de ſes Armes, en reconnoiſſance des bons ſervices que j'avois rendus à ladite Ville.

Ma réputation augmentoit de jour en jour avec tant de ſuccès, que Monſeigneur l'Evêque de Nantes me fit l'honneur de me mander au ſujet du R. P. Broiſſier ſon Confeſſeur, Religieux Minime, qui fut pris d'une Apauplexie en célébrant la Sainte Meſſe, laquelle dégénéra en Paraliſie, dont il fut entiérement guéri au bout de quatre jours, comme il paroît par le Certificat légalisé de Mondit Seigneur l'Evêque, qui m'engagea à éxercer ma charité envers les Pauvres de l'Hôpital, dont Monſieur de la Vieux-Ville ſon Grand Vicaire, fut témoin oculaire : Je ſéjourné pendant plus de dix mois dans cette Ville, où je guéris un grand nombre de Perſonnes de diſtinction, tant Goutteux que Paralitiques, abandonnez des Médecins.

Je partis de Nantes pour me rendre à Rennes à la Requête de Monſieur Dupleſſis Boiterel Conſeiller au Parlement, qui avoit une Fille Religieuſe au Monaſtére des Urſulines, qu'un Rhumatiſme goutteux avoit toute incommodée, qu'elle étoit obligée de ſe ſervir de Béquilles quand elle vouloit marcher. Le témoignage de ſa guériſon eſt inſéré dans les Atteſtations ſuivantes ; le grand nombre de Malades m'obligea à vingt mois de réſidence dans ce lieu, & dans les autres lieux circonvoiſins, où j'avois la conſolation de voir que mes ſoins n'étoient pas inutils : le ſigne du vénérable Directeur de l'Hôpital de ladite Ville eſt une preuve convaincante de la vérité de ces Faits.

Monſieur Girardin Directeur de l'Hôpital de la Ville de Saint Malo, me fit l'honneur de m'écrire pour venir dans la Ville, pour rendre la Santé à un grand nombre de Perſonnes incommodées des douleurs de Gouttes,

Rhumatiſmes, Sciatiques, & particuliérement un bon Religieux Jacobin, qui étoit tombé dans une Paraliſie que lui avoit causé les fatigues qu'il s'étoit donné pour conſoler les pauvres malades dudit Hôpital, je m'y rendis à ſa priere, & fus à Saint Molo, où en preſence du Médecin dudit Hôpital, je guéris tous les Malades, non ſeulement dudit Hôpital, attaquez de ces ſortes de Maladies; mais encore ceux de la Ville, & ce R. P. Jacobin fut guéri, dont mondit Sieur Girardin fut ſurpris, le croyant incurable, auſſi bien que Monſieur Morin Docteur en Médecine, ils m'en donnérent leurs Atteſtations; & Monſieur de Sainte Marie Lieutenant du Roy de la Ville & du Château, m'honora du Cachet de ſes Armes. Meſſieurs les Magiſtrats de la Ville de Dinan, qui n'eſt diſtante que de quatre lieuës, me firent l'honneur de m'écrire pour venir guérir les Malades de leur Ville, je m'y rendis à leur priere, & j'en guéris pluſieurs qui m'honorérent de leurs Atteſtations avec le Cachet de leurs Armes: Ce que firent auſſi les Médecins, Apoticaires & Chirurgiens dudit Lieu; enfin après avoir été encore plus d'un an dans la Baſſe Bretagne, où je travaillois à rendre la Santé à pluſieurs Perſonnes de diſtinction qui me demandoient, je fus obligé de partir pour venir guérir ou ſoulager Monſieur de Lapara Ingénieur du Roy, qui ſouffroit de tres-grandes douleurs de Gouttes, & après lui avoir ôté les douleurs tres-cuiſantes qu'il ſouffroit depuis tres-long-temps, & en fort peu de jours : il me récompenſa fort bien, & me promit de parler au Roy pour me faire connoître de Sa Majeſté, ce qui ſeroit arrivé infailliblement ſi Dieu n'eût diſposé de mon Protecteur à Barcelone, où l'ordre de feu Sa Majeſté l'avoit envoyé ; il fallût donc tenter d'autres voyes pour mettre en lumiére mon Reméde, je preſenté un Placet à Monſieur d'Argençon, un des premiers Directeurs de l'Hôpital Général, pour avoir liberté d'aller guérir dans ledit Hôpital, les pauvres Malades *gratis* : Mondit Sieur d'Argençon rempli de charité pour les Pauvres, me l'accorda facilement, & pria Monſieur Collin, Directeur dudit Hôpital, d'y avoir égard ; ce qu'il fit de bonne grace, en prenant tous les noms des Malades, leur âge & leur maladie, le temps qui s'étoit coulé depuis leur chûte ; Cela fût éxécuté ponctuellement pendant dix mois que j'y travaillé, dont il s'en trouva un grand nombre, tant de douleurs de Goutte, Rhumatiſme & Paraliſie, & autres Maladies deſeſpérées, comme il eſt marqué dans l'Atteſtation que mondit Sieur d'Argençon, & Meſſieurs Collin & de Leſpine, tous Directeurs dudit Hôpital me donnérent. J'euſſe continué plus long-temps, ſi une perſonne de diſtinction de Paris ne m'eût envoyé à Lion, pour aller guérir un Reverend Pere Chartreux qui lui étoit proche parent, qui étoit grabataire depuis deux ans & demi; sa Santé fut parfaitement rétablie en trois semaines de temps, & dit la Sainte Messe au bout de ce temps-là. Cette guérison fit un si grand bruit dans la Ville de Lion, & une personne distinguée de ladite Ville, me pria fortement de partir pour Metz, pour aller guérir un R. P. Carme, proche parent de Monsieur le Gendre Fermier Général, qui étoit grabataire depuis prés de cinq ans, d'une Goutte de trente ans, qui lui faisoit sentir des violentes douleurs sans lui donner un moment de relâche, je lui donnai la facilité de marcher avec des Béquilles. Comme mes affaires me demandoient à Paris, je partis sur la fin de Juillet dernier 1715. & dès le lendemain, un Abbé de mes amis me pria de guérir Monsieur le Marquis de Bombelle, qui étoit arrêté depuis quatre mois d'une douleur de Goutte qui lui prenoit deux fois par an; je m'y rendis aussi-tôt, & en trois jours il marcha sans Béquilles, il me promit qu'il en parleroit à son Altesse Royale, aparemment que l'occasion ne s'est point presentée; Cette guérison me donna occasion d'aller saluër Monsieur d'Hôtel, premier Secretaire de Monseigneur de Luxembourg, dont j'ai l'honneur d'être connu il y a plus de dix-huit ans, ayant guéri Madame sa Sœur il y a quinze ans, d'une Goutte ſciatique qui étoit capable de la faire deſeſperer, puiſque ayant vû pluſieurs Médecins ſans avoir reçû aucun ſoulagement, elle m'envoya chercher; j'étois pour lors à l'Hôtel Royal des Invalides, & & en cinq jours elle fut entiérement guérie: depuis ce temps-là Monſieur ſon Frere & toute ſa Famille m'en ont donné des marques de reconnoiſſance en pluſieurs endroits, & envers Monſieur l'Abbé Abeil, de l'Academie Françoiſe, qui avoit une Sciatique depuis pluſieurs années, en trois jours il a été guéri. Toutes ces Cures ſont réelles & véritables, les Atteſtations autentiques ci-après n'en font plus douter, je prie les Curieux de les lire.

LES ATESTATIONS QUI ONT E'TE' DONNE'ES AUDIT SIEUR DU MORTAY.

PREMIEREMENT,

DE L'HÔTEL ROYAL DES INVALIDES.

NOUS ſouſſignez, Certifions que le Sieur du Mortay a une Eau merveilleuſe qu'il compoſe, laquelle tranſpire les humeurs de Gouttes, Rhumatiſmes, & Cathares, en oignant les parties douloureuſes, ſans y cauſer ni veſſies ni playes; le grand nombre d'Officiers & Soldats que ledit Sieur du Mortay a ſoulagez par ſon Remède dans l'Hôtel Royal des Invalides, pendant dix mois qu'il y a travaillé, dont nous ſommes témoins, a porté Monſeigneur de Chamillart à lui faire donner Cent Piſtoles pour récompenſe, & nous a obligez de lui donner ce preſent Certificat pour lui ſervir dans le beſoin, & lui rendant juſtice; En foy dequoi nous avons ſigné aux Invalides, ce 19. Juin 1701.

DEMONTIER, Commissaire dudit Hôtel Royal des Invalides, GUYART, Médecin.

I I.

J'AY vû plusieurs Malades de Gouttes & Rhumatismes, se servir des Remédes du Sieur du Mortay; ainsi je croi qu'ils sont bons, & qu'on peut lui permettre de les distribuer comme j'ai fait pendant le temps que j'ai été Doyen de la Faculté. A Meudon, ce 7. de Décembre 1702. BOUDIN.

I I I.

VEU l'Atestation du Sieur Boudin, cidevant Doyen de la Faculté de Médecine, & premier Médecin de Monseigneur le Dauphin, & celle du Sieur Guyard Médecin de l'Hôtel Royal des Invalides, permis ainsi qu'il est requis. Fait ce 21. Décembre 1702. M. DE VOYER D'ARGENSON.

I V.

NOUS soussignez, Conseiller du Roy, Médecin ordinaire de Sa Majesté, nommé par Monsieur le Lieutenant-Général de Police de Meaux, pour faire reconnoître les épreuves & effets des Remédes topiques contre les douleurs de Gouttes & Rhumatismes, que le Sieur du Mortay desire donner au Public en cette Ville avec permission; après en avoir vû & reconnu la bonté & l'efficacité sur plusieurs personnes affligées de ces douleurs, dans le temps qu'il a eû pour faire ses expériences, ne faisons point de difficulté de dire

dire qu'il eſt digne d'être mis en Public, & que ſon uſage ne peut être que tres-ſalubre & ſans nuiſance, pourvû que l'on l'aplique avec les précautions requiſes & néceſſaires qu'il enſeigne être faites ; ce que nous certifions d'autant plus aſſurément, que nous en avons vû les Certificats de Meſſieurs les Médecins de Paris, & la Permiſſion du Roy ; ainſi nous y ajoûtons & donnons le nôtre. A Meaux le 20. jour de Janvier 1703. MORIN, Docteur en Médecine, BONTEMPS, Doyen & ancien Juré des Médecins de Meaux.

V.

NOus ſouſſignez, Docteur Régent en la Faculté de Médecine de l'Univerſité d'Angers, & Médecins de l'Hôtel-Dieu de ladite Ville : Certifions que des Malades de Gouttes & Rhumatiſmes ont reçû tout ſoulagement, d'une Eau dite Céleſte, composée par ledit Sieur du Mortay, dont ils ont été frottez dans ledit Hôtel-Dieu. A Angers, ce vingt-deux Février 1704. LE DOINE, BUROLLEAU, avec paraphes.

V I.

NOus ſouſſignez, Curé de la Paroiſſe de Saint Michel de la Pallus de la Ville d'Angers ; Certifions à tous qu'il apartiendra, qu'ayant été attaqué de tres grandes douleurs de Goutte au Genoüil & au gros doigt du pied gauche, j'envoyé prier Monſieur du Mortay de venir m'apliquer ſon Remede, qui me ſoulagea ſur l'heure, & me mit en état de célébrer la Sainte Meſſe le cinquiéme jour, comme il me l'avoit promis, lequel commença à m'apliquer ſon Reméde. Donné à Angers ce troiſieme jour de Mars 1704. THOMAS RIGAULT Curé, avec paraphe.

V I I.

J'A Y ſouſſigné, Prêtre du Séminaire de Monſeigneur d'Angers; Certifie à tous ceux à qui il apartiendra, que le Reméde de Monſieur du Mortay m'a tres-ſoulagé, & fait plus de bien que les Eaux de Bourbon, les Sueurs du Marc, & tous les autres Remédes que j'ai pris depuis neuf ans, que je ſuis ſujet à un Rhumatiſme qui me menaçoit d'une Paraliſie prochaine, qu'on ne m'a jamais apliqué de Reméde plus doux. Fait à Angers ce 5. Mars 1704. CHOLET, avec paraphe.

V I I I.

J'A Y ſouſſigné Loüis Vauborel, Prêtre, Chapelain de l'Hôpital Général d'Angers; Certifie à tous ceux qu'il apartiendra, que j'ai reçû beaucoup de ſoulagement d'une douleur que j'ai ſoufferte depuis ſept à huit mois au Bras, cauſée par un Rhumatiſme, par le moyen d'un Reméde du Sieur du Mortay, lequel Reméde eſt fort doux. Fait à l'Hôpital Général, ce 5. Mars 1704. DU VAUBOREL, avec paraphe.

IX.

MICHEL par la permiſſion divine & la Grace du Saint Siége, apliqué Evêque d'Angers, Conſeiller du Roy en tous ſes Conſeils; Nous certifions à tous qu'il apartiendra, que les Seings apoſez aux Certificats ci deſſus & de l'autre part, ſont véritables Seings du Sr Rigault Curé de Saint Michel de la Pallus, Cholet Directeur de nôtre petit Séminaire, & du Vauborel Chapelain de l Hôpital Général de cette Ville. Donné à Angers dans nôtre Palais Epiſcopal, le 7. jour de Mars 1704. MICHEL Evêque d'Angers. Par Monſeigneur, P. MORON, avec Paraphes & Armes.

X.

NOus ſouſſignez, Premier & Ancien Preſident au Préſidial d'Angers; Certifions à tous qu'il apartiendra, qu'ayant été attaqué de violentes douleurs de Gouttes, je me froté du Remède de Monſieur du Mortay, lequel en quatre jours me l'ôta entiérement ſans aucun mauvais retour : En foy dequoi je lui ai ſigné le preſent Certificat, pour lui valoir & ſervir ce que de raiſon. Fait à Angers ce 8. Mars 1704. LE CLERC DES EMERAUX, Préſident au Préſidial d'Angers.

XI.

NOus ſouſſignez, François Dupont, Ecuyer Seigneur Douville; Certifions à qui il apartiendra, que mon Coché ayant été attaqué aux pieds & aux genoüils & aux mains, de la Goutte tres-violente : il s'eſt ſervi des Remédes de Monſieur du Mortay, dont il s'eſt tres-bien trouvé & entiérement guéri dans cinq jours : En foy dequoi j'ai ſigné le preſent Certificat, pour lui ſervir ainſi que de raiſon. Fait à Angers ce 10. Mars 1704. Dupont, avec paraphe.

XII.

Nous Marc Sicault, Conſeiller du Roy, Lieutenant de Police en la Ville d'Angers; Certifions à tous qu'il apartiendra, que le Sr du Mortay a fait quantité de Cures ſur pluſieurs Perſonnes & dans les Hôpitaux de cette Ville, les a guéris par le moyen de ſon Reméde, tant Gouttes que Rhumatiſmes, ſuivant les Certificats ci-deſſus, qui lui ont été délivrez par les Particuliers qui les ont ſignez, que Nous aſſurons être véritables & ſeings ordinaires. Fait à Angers, ce 10. jour de Mars 1704. Sicault, avec paraphe.

XIII.

Nous ſouſſignez Charles Boisleve, Conſeiller du Roy en ſon Parlement de Bretagne; Certifions à tous qu'il apartiendra, qu'étant depuis plus de 20. ans tres-incommodé de la Goutte, Nous avons reçû beaucoup de ſoulagement du Reméde du Sieur du Mortay, ſans aucunes mauvaiſes ſuites, & qu'il eſt tres-doux & tres-facile à faire : En foy dequoi j'ai ſigné le preſent Certificat. A Angers, ce 12. Mars 1704. Boisleve, avec paraphe.

XIV.

JEan-Claude de Beaumont d'Autichamps, Lieutenant du Roy au Gouvernement de la Province d'Anjou, des Villes & Château d'Angers; Certifions à tous qu'il apartieudra, que les Seings mis aux Certificats, tant ci-dessus que de l'autre part, sont les véritables Seings: En foy dequoi Nous avons signé la presente Attestation, & scellée de nos Armes, au Sieur du Mortay, pour lui servir à ce que besoin sera. A Angers, ce 13. Mars 1704. AUTICHAMPS.

XV.

NOus soussignez Pierre-Guillaume de la Vieuxville, Docteur de la Maison & Société de Sorbonne, Doyen de l'Eglise Cathédrale de Nantes, Grand Vicaire de Monseigneur l'Evêque de Nantes, & Directeur de l'Hôpital Général du Sanital de ladite Ville; Certifions à tous ceux qu'il apartiendra, que plusieurs Malades affligez de Rhumatismes & Gouttes sciatiques, dans l'Hôpital, ont reçû un soulagement tres-notable, d'une Eau apellée Céleste, composée par le Sieur du Mortay, après en avoir été frottez six à sept fois, En foy dequoi Nous lui avons signé le present Certificat. A Nantes, ce 3. Septembre 1704. DE LA VIEUXVILLE, avec paraphe & armes.

XVI.

POur faire toute la justice que je dois à l'Eau Céleste de Monsieur du Mortay; Je soussigné F. François Broissier, Religieux Minime indigne du Convent de Nantes ; Certifie à tous ceux qu'il apartiendra, qu'après m'en être fait sept frictions, elle m'a enlevé une Paralisie de conséquence, & m'a remis en état, graces au Ciel, de dire tous les jours la Sainte Messe. Fait à Nantes, ce 24. Septembre 1704. F. BROISSIER, avec paraphe.

XVII.

GIlles de Bauveau, par la Grace de Dieu & du S. Siége Apostolique, Evêque de Nantes, Conseiller du Roy en tous ses Conseils, &c. Certifions à tous qu'il apartiendra, que les Certificats de l'autre part, sont des écritures & seings dudit Sieur de la Vieuxville, Doyen de nôtre Eglise Cathédrale, & nôtre Grand Vicaire, & du R. P. Broissier Minime ; ausquels Certificats foy doit être ajoûtée en Jugement, & par tout ailleurs qu'il apartiendra ; En foy dequoi Nous avons signé ces presentes, & les avons fait contre-signer par nôtre Secretaire ordinaire, & icelles fait aposer le Sceau de nos Armes. A Nantes en nôtre Palais Episcopal, le 27. jour de Septembre 1704. G. E. de Nantes. Par le commandement de Monseigneur, LEUVER, Secretaire.

XVIII.

JE soussigné, certifie que Monsieur du Mortay a guéri dans cet Hôpital plusieurs personnes incommodées de Rhumatismes, Paralisie, particuliérement le nommé Florent le Bonesteme, Matelot de Nantes, venant des Prisons d'Angleterre, où il devint paralitique des deux Bras, ne pouvant en lever aucun; il s'en sert à present pour boire & manger, & à plusieurs autres choses. La nommée Françoise Herissé, laquelle ne pouvoit marcher, desorte qu'il la falloit porter, marche à present seule. Le nommé Guillaume du Fresne Tailleur de pierre, qui avoit un Rhumatisme au Bras gauche, plusieurs autres en ont été soulagez : En foy dequoi, j'ai signé. A Rennes, le 7. jour de Décembre 1704. G. ODYE Prêtre, Gardien de l'Hôpital de Rennes, avec les Armes.

XIX.

VIVE JESUS.

NOus soussignante Supérieure & Religieuse Ursuline, de la Sacrée Famille de Jesus de Rennes, prés les Capucins; Certifions à tous ceux qu'il apartiendra, que le Reméde de Monsieur du Mortay, apellé Eau Céleste, a guéri ma Sœur Anne Jeanne Boterel Duplessis, Religieuse, qui avoit un Rhumatisme & Sciatique, qui tendoit à une Paralisie prochaine, dont les Médecins avoient abandonnée & desesperé de la Guérison, portant les anilles depuis long-temps, & après six jours de frictions faites par cette Eau Céleste, ma dite Sœur Jeanne-Anne Boterel Duplessis a quité les annilles & marche seule : C'est ce que Nous certifions véritable, & donnons ce present Certificat audit Sieur du Mortay pour lui servir & valoir dans le besoin; En foy dequoi Nous avons signé aux Ursulines ce 30. Décembre 1704. Sœur ANNE DE LA RIVIERE. Sœur ANNE-JEANNE BOTEREL DUPLESSIS. 222. Avec paraphe & Armes.

XX.

NOus soussignez, Prêtre & Chanoine de l'Eglise Cathédrale de S. Pierre de Rennes : Certifions à tous qu'il apartiendra, que le Reméde que le Sieur du Mortay apelle Eau Céleste, m'a guéri entiérement d'un Rhumatisme goutteux qui me tenoit par tout le corps; & aprés avoir été frotté cinq à six fois d'icelle Eau par ledit Sr du Mortay, je me suis trouvé en état de faire mes fonctions ordinaires: En foy dequoi j'ai signé le present Certificat, pour lui servir en temps & lieu. Ce 24. Janvier 1704. VIGIER, Chanoine.

XXI.

JE déclare & certifie, moi Echevin de la Communauté de Rennes, que Monsieur du Mortay m'a guéri par la vertu de son Reméde, dite Eau Céleste, d'un Rhumatisme gouteux que j'avois à la main gauche, souffrant des douleurs fort cuisantes, & m'en ayant frotté trois fois, la main m'enfla beaucoup, & toute la douleur se calma en entier ; c'est ce que j'ateste véritable, pour lui servir en temps & lieu. A Rennes, ce 3. Février 1705. BALLAN, avec paraphe.

XXII.

JE certifie & soussigne, moi Peintre ordinaire du Roy, en son Académie Royale de

Peinture & Sculpture, que Monsieur du Mortay m'a guéri il y a quatre mois, des douleurs de Goutte que j'avois dans les jointures, dont les Médecins m'avoient abandonné, & en trois jours de temps Monsieur du Mortay m'a entiérement guéri comme il m'avoit promis. Fait à Rennes ce 21 Février 1705. LOÜIS FERDINAND.

XXIII.

JE soussigné Docteur en Médecine, & Médecin ordinaire de l'Hôtel-Dieu de cette Ville, que le Sieur du Mortay a fait plusieurs Cures avec succès & soulagement des malades, tant chez les Particuliers de la Ville, de l'un & de l'autre Sexe, que dans ledit Hôtel-Dieu, où j'ai vû des malades tourmentez de douleurs de Gouttes & de Rhumatismes avec enflure de parties, dont ont été soulagez ; les douleurs cessant, l'enflure diminuant, & marchant en quatre ou cinq jours, après les avoir frottez avec son Eau Céleste ; ce que j'atteste véritable, & en foy dequoi j'ai signé. A S. Malo, le 4. Juin 1705. MORIN, avec paraphe.

XXIV.

COmme Administrateur de l'Hôtel-Dieu, je certifie l'Attestation ci-dessus, du Sieur Morin Docteur, véritable ; & de plus, que ledit Sieur du Mortay a guéri un Religieux qui étoit Paralitique. Fait à S. Malo, ce 7. Juin 1705. NICOLAS GIRARDIN, avec paraphe.

XXV.

NOus Lieutenant du Roy des Villes & Château de S. Malo : Certifions à tous qu'il apartiendra, que les Seings mis aux Certificats de l'autre part, sont véritables ; En foy dequoi Nous avons donné le present, pour servir au Sieur du Mortay où besoin sera, & y avons aposé le Cachet de nos Armes. Fait au Château de Saint Malo, le 24. Juin 1705. SAINTE MARIE, avec les Armes.

XXVI

J'AY soussigné François Robin, Maître Chirurgien à Dinan ; Certifie que plusieurs Malades de Gouttes & Rhumatismes, ont reçû un soulagement tres-notable, d'une Eau dite Céleste, composée par le Sieur du Mortay, dont lesdits Malades en ont étté frottez, tant dans la Ville que dans l'Hôtel-Dieu. A Dinan ce 27. Juillet 1705. ROBIN, avec paraphe.

XXVII.

JE soussigné, & certifie à tous ceux qu'il apartiendra, que le Sieur du Mortay a guéri plusieurs Personnes de l'un & de l'autre sexe, des Gouttes & Rhumatismes Sciatiques, qu'ils ont reçû du soulagement ; ce que j'atteste véritable : En foy dequoi j'ai signé le present. A Dinan, ce 26. Juillet 1705. Signé, BEMERAYS, Apoticaire de l'Hôpital de Dinan.

XXVIII.

NOus Maire de la Ville & Communauté de Dinan ; Certifions à qui il apartiendra, que les Seings mis au Certificat ci-dessus sont véritables ; En foy dequoi Nous avons signé le present, pour servir audit Sr du Mortay où il aura besoin. Fait à Dinan, ce 7. Aoust 1705. LE PETIT, Maire, avec les Armes de la Ville.

XXIX.

NOus certifions pareillement les deux Certificats ci-dessus véritables ; En foy dequoi Nous avons signé & aposé les Armes de nôtre Ville. A Dinan, ce 7. Aoust 1705. PETIT, Maire.

XXX.

J'AY soussigné Libraire de Monseigneur le Duc de Bourgogne, & ancien Syndic des Libraires de Paris, âgé de 60. ans, atteint d'un Rhumatisme dans le Bras & Epaule gauche, si violent & de si vives douleurs, qu'elles m'ôtoient la respiration dès que je faisoient le moindre mouvement pour marcher, & ce, depuis quatre années entiéres, aprés avoir éprouvé plusieurs Remédes sans effet; je m'étois proposé d'attendre patiemment la miséricorde de Dieu, & du temps pour ma guérison : Mais enfin depuis huit à dix jours, les douleurs se sont fait sentir si vivement, qu'accablé sous le poids d'un si crüel mal qui me porte tout au cœur, m'ôtant tous les momens de repos; je me déterminai d'envoyer chercher le Sr du Mortay, auquel je me livré sur le champ, quoi qu'on me fit craindre que le mal ne changeât de place pour se jetter dans la Capacité du Corps; ces réfléxions toutes naturelles qu'elles m'ont parû, ont cédé à la douleur mortelle de mon mal : enfin m'ayant froté de son Essence divine, j'en ressentis d'abord l'effet, en m'ôtant la pointe aiguë des douleurs, & dans le sixiéme jour qu'il m'en a frotté, je me serts de mon Bras, & je le porte où il me plaît. C'est un témoignage que j'atteste véritable, & à Dieu & aux hommes. A Paris ce 9. Novembre 1705.

P. AUBOÜIN.

Les Noms des Malades que le Sieur du Mortay a guéris dans l'Hôpital Général de Paris, depuis que Mr d'Argenson & Mrs les Directeurs lui ont donné la permission de leur donner ses Remédes.

Premierement dans le Dortoir de Ste Elizabeth.

1. Françoise de Galle, guérie du mal Caduc, laquelle tomboit tous les jours quatre à cinq fois, & autant la nuit, âgée de 35. ans.
2. La Galienne, guérie du même mal, âgée de 25. ans.
3. Madelaine Bellanger, guérie des Dartres qu'elle avoit depuis un an, sans avoir pû trouver aucun secours dans la Maison ni dans Paris, âgée de 25. ans.

4. La Sœur Aymée avoit des Dartres depuis vingt ans, ſans avoir pû trouver aucun Remède, elle eſt entiérement guérie, âgée de 49. ans.

5. Nicolle le Vaſſeur avoit une Dartre qui lui mangeoit tout le menton, elle eſt guérie, âgée de 45. ans.

6. Jeanne la Borde, avoit depuis douze ans le viſage tout couvert de Dartres, dont les Médecins n'avoient pû guérir, elle eſt à preſent parfaitement bien guérie, âgée de 28. ans.

7. Jeanne la Fille avoit une Anquiloſe, dont les Médecins avoient abandonnée depuis quatorze mois, elle eſt entiérement guérie, âgée de 15. ans.

8. Jeanne Goſſe âgée de 60. ans, Paralitique & ſouffrant de tres-grandes douleurs depuis un an, n'ayant pû marcher, depuis ce temps-là marche ſans peine & ne ſouffre plus.

9. Charlotte Marchand, âgée de 57 ans, ne marchoit point depuis 20. mois, par des grandes douleurs, marche à preſent.

10. Marguerite Venlet, âgée de 63. ans, avoit de grandes douleurs de Gouttes, elle eſt entiérement ſoulagée.

11. Anne Redendé, âgée de 78. ans, eſt entiérement ſoulagée de ſes douleurs de Gouttes.

12. La Veuve Huret, âgée de 63. ans, eſt beaucoup ſoulagée de ſes douleurs de Goutte.

13. Jeanne le Maître, âgée de 67. ans, Paralitique & Goutte ſciatique depuis 15. mois, qui ne pouvoit s'aider des mains ni marcher, eſt entiérement guérie.

14. Plus de Cinquante ont été ſoulagez par des Médecines qu'ils ont priſes, qui ſont d'une facilité ſurprenante.

15. Madame Croiſet âgée de 53. ans, avoit des grandes douleurs, eſt notablement ſoulagée.

16. Marie-Anne, Paralitique de la moitié du Corps, ne pouvoit marcher ni manger de ſes mains, marche à preſent, & agit de ſes mains facilement, âgée de 25 ans.

17. Marguerite Mallard, Goutte ſciatique depuis deux ans, ſouffrant de tres-grandes douleurs, eſt notable-

ment ſoulagée, à preſent âgée de 67. ans.

18. Marguerite Poitevin, Paralitique depuis neuf mois guérie, âgée de 72. ans.

19. Jeanne Rouſſel, Goutte ſciatique depuis cinq ans, guérie, âgée de 72. ans.

20. Nicolle le Vaſſeur, Anquiloſe depuis huit ans, beaucoup ſoulagée, âgée de 35. ans.

21. Jeanne Lucas, Rhumatiſme, beaucoup ſoulagée, âgée de 85. ans.

22. Antoinette Marqueret, grande douleur au genoüil, guérie, âgée de 75. ans.

23. La Veuve Chartreux, Anquiloſe avec de tres-grandes douleurs au genoüil, étant depuis cinq ans dans une même ſituation, ſe léve à preſent & ne ſouffre plus, âgée de 60. ans.

24. Jeanne Beaumont, Anquiloſe au genoüil, à qui on vouloit couper la jambe à l'Hôtel-Dieu, eſt entiérement guérie, âgée de 26. ans.

25. Marie Leſtard, Anquiloſe, dont on vouloit auſſi couper la jambe, a quité ſes béquilles, & eſt guérie, âgée de 26. ans.

26. Jeanne Adam, Rhumatiſme tres-aigu depuis deux ans, guérie, âgée de 80. ans.

27. Barbe Gavelle, Rhumatiſme goutteux depuis douze ans, ſoulagée, âgée de 67. ans.

28. Marie Tenet Noël, Rhumatiſme tres-aigu depuis cinq ans, guérie, âgée de 72. ans.

29. Jeanne Boſſelin, Rhumatiſme goutteux depuis huit ans, venant du Mercure, ne pouvant ſe donner aucun mouvement, marche à preſent, & a ſes douleurs apaiſées, âgée de 50. ans.

30. Sœur Nicolle, Gouvernante, avoit de grandes douleurs aux pieds, eſt entiérement guérie, âgée de 58. ans.

31. Sœur Aimée avoit de grandes douleurs au-deſſus des genoüils, elle eſt entiérement guérie, âgée de 49. ans.

32. Loüiſe Caron, Rhumatiſme & Paralitique depuis dix-huit mois, guérie, quoique ſon corps fut ſouf-

frant & douloureux, âgée de 60. ans.

33. Anne Noury, Paralitique depuis trois ans de la moitié du corps, est guérie entiérement, âgée de 72. ans.

34. Anne Moisset, avoit des douleurs par tout le corps depuis 24 ans, est entiérement soulagée, âgée de 52. ans.

35. La Veuve Durette, âgée de 78. ans, avoit des grandes douleurs de Rhumatismes & Goutte sciatique depuis dix ans, dont elle portoit deux bâtons, pour marcher, elle est guérie entiérement.

36. La Veuve le Blond, Goutte sciatique depuis trois ans, guérie, âgée de 65. ans.

37. Nicolle Millouette, douleur au genoüil depuis six ans, est entiérement guérie, âgée de 85. ans; & plusieurs autres qui ont été guéries dès les premieres frictions.

38. Jeanne Marie, âgée de 101. an, Rhumatisme gouteux, entiérement guérie.

39. Madame Poirier, âgée de 45. ans, Rhumatisme de la moitié du Corps, est guérie.

NOus soussignez, Directeurs de l'Hôpital Général; Certifions avoir vû en plusieurs & diférentes fois, les 39. Malades dénommez au present Mémoire, & que toutes ont rendu un fidel témoignage uniforme du succès des Remédes que le Sr du Mortay leur a donnez, & des soins qu'il a pris pour leur guérison. Fait à la Selpetriere, le 8. Septembre 1707. M. DE VOYER D'ARGENSON, COLIN, DE LEPINE.

Permis d'imprimer ce 10. Mars 1708. DE VOYER D'ARGENSON.

XXXII.

NOus soussignez Jean Martenne, directeur spirituel de l'Hôpital de S. Jean Losne, & Sœur Marie Garnier, Maîtresse dudit Hôpital; Certifions que Mr du Mortay, Médecin & Privilégié du Roy, a guéri par ses soins & ses Remédes dans ledit Hôpital, deux Paralitiques, deux Dissenteries, & autres Maladies tres-fâcheuses; En foy dequoi Nous avons signé au present Certificat, & aposé le Sceau du même Hôpital. A S. Jean de Losne, ce 9. Décembre 1711. MARTENNE, Prêtre,

Sœur MARIE GARNIER, Sœur LE RAMAILLE, Sœur LE COMTE.

XXXIII.

NOus Nicolas Pouſſis, Conſeiller & Procureur du Roy au Bailliage & Chancellerie de S. Jean de Loſne; Certifions à tous qu'il apartiendra, que le Sr du Mortay Médecin, a éxercé la Médecine, & fait des diſtributions de ſes Remédes en cette Ville, depuis prés de trois mois, tant à l'Hôpital qu'ailleurs, dont il m'a paru que chacun en étoit fort content; ayant même apris, tant par la Maîtreſſe dudit Hôpital que par la voix publique, que ledit Sieur du Mortay étoit fort habile homme, ſe connoiſſant tres-parfaitement à compoſition des Remédes & à la diſtribution d'iceux, dont pluſieurs perſonnes avoient reçû ſoulagement & guériſon dans pluſieurs Maladies les plus périlleuſes; au moyen dequoi il étoit à ſouhaiter que ledit Sieur du Mortay fit une plus longue réſidence en cette Ville, lequel preſent Certificat Nous avons donné, pour lui valoir & ſervir quand il apartiendra. Fait audit S. Jean de Loſne, le 7. Juillet 1712. Signé, POUSSIS, avec paraphe.

XXXIV.

POur faire toute la juſtice poſſible que je dois aux Remédes, peines & ſoins du Sr du Mortay Médecin: J'ai ſouſſigné Pere Dom Pinet, Religieux Chartreux du Convent de Lion, certifie à tous qu'il apartiendra, qu'après trois ſemaines ou environ, il m'a guéri d'un Rhumatiſme gouteux qui me tenoit aux épaules, bras, mains, genoüils & aux pieds, avec enflures, dont je fais actuellement mes fonctions, grace au Ciel, & les parties affligées ſont deſenflées, quoiqu'il y eût tres-long-tems que je ſouffrois & qu'elles étoient enflées & douloureuſes. Fait ce 5. Octobre dans nôtre Convent de Lion, l'an 1714. Signé, P. Dom PINET, Chartreux à Lion, ancien de la Chartreuſe, âgé de 71. ans.

XXXV. J. M. J.

POur rendre juſtice au mérite de Mr du Mortay, & à la vertu merveilleuſe de ſes Remédes; Je certifie & atteſte à tous ceux qu'il apartiendra, que moi ſouſſigné

Religieux Prêtre du Couvent des Carmes de Metz ; aprés avoir été environ quatre ans & demi sans pouvoir marcher, & même presque toûjours au lit, tourmenté par des crüelles douleurs d'une Goutte invétérée depuis plus de 20. ans, je me suis trouvé tres-soulagé par les frictions que ledit Sr du Mortay m'a faites d'une certaine Eau qu'il compose, & qu'il apelle Eau Céleste ; elle a véritablement une vertu toute céleste : car contre toute espérance, elle m'a tellement fortifié les jambes & les pieds, qu'elle m'a mis en état de marcher quelquefois avec des Béquilles, ce qu'il y avoit long-temps que je n'avois pû faire ; & qu'outre cette Eau merveilleuse, il a un autre Reméde, que l'efficace est si surprenant, qu'il apaise à moins d'un quart d'heure les douleurs des Gouttes les plus aiguës, sans causer aucune mauvaise suite ; ce que j'ai expérimenté plusieurs fois avec beaucoup de satisfaction & d'admiration; En foy dequoi je me suis trouvé en conscience, & obligé sans qu'il l'ait requis, de lui délivrer le present Certificat, que devant Dieu & devant les hommes, ne contient que la pure vérité. Fait à Metz dans nôtre Convent des Carmes, ce 20. Juillet 1715. F. FRANÇOIS de Ste Catherine.

JE ne vois rien qui puisse empêcher l'impression de ce Traité de la Goutte, qui n'est autre chose que le recit de toutes les Cures que le Sieur Jean du Mortay a faites avec son Reméde en diférens endroits où il a été apellé, & qui sont certifiées par des Personnes éclairées & dignes de foy, d'une maniere à donner de la confiance à ceux qui auront besoin de s'en servir à l'avenir. FAIT à Paris, ce 6. May 1716. Signé, BOUDIN.

VEU l'Aprobation de M. Boudin, premier Médecin de feu Monseigneur, permis d'imprimer, ce 11. May 1716. Signé,
M. DE VOYER DARGENSON,

VEU l'Aprobation de M. Boudin, premier Médecin de feu Monseigneur, permis d'imprimer, ce 3. Juin 1716. Signé,
DE HOUPPEVILLE DE SEMILLY.

Le Sieur DU MORTAY Médecin, est établi dans la Ville de Roüen par Monseigneur le Duc de Luxembourg, Gouverneur de la Province de Normandie, depuis le 13. Septembre 1715. Depuis ce temps-là, plusieurs Paralitiques & autres affligez de Maladies desesperées sont guéris.

www.ingramcontent.com/pod-product-compliance
Ingram Content Group UK Ltd.
Pitfield, Milton Keynes, MK11 3LW, UK
UKHW020518180726
13839UKWH00005B/2174

9 782329 559537